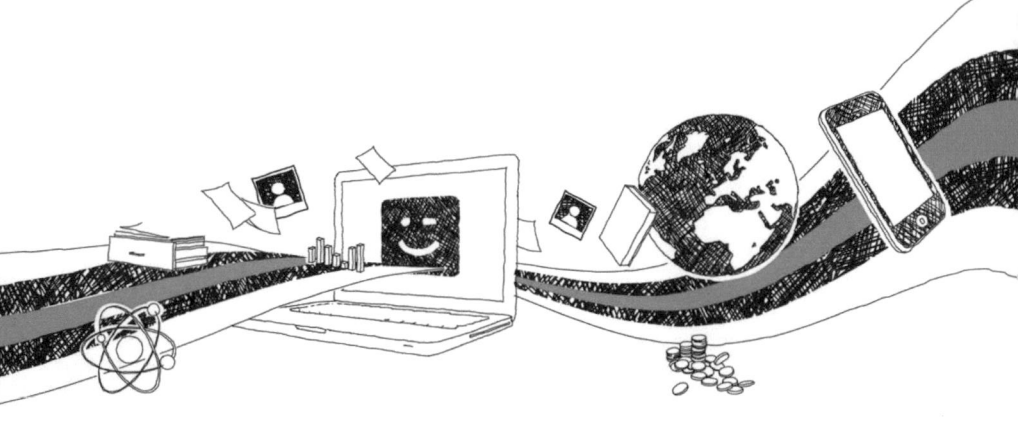
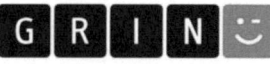

Das HAPA-Modell. Angewandte Prävention und Gesundheitsförderung

Viktoria Schmidt

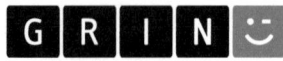

Bibliografische Information der Deutschen Nationalbibliothek:

Die Deutsche Nationalbibliothek verzeichnet diese Publikation in der Deutschen Nationalbibliografie; detaillierte bibliografische Daten sind im Internet über http://dnb.d-nb.de abrufbar.

ISBN: 9783346509277
Dieses Buch ist auch als E-Book erhältlich.

Das Buch bei GRIN: https://www.grin.com/document/1130799

Fallaufgabe

„Angewandte Prävention und Gesundheitsförderung"

4. Mai 2016

Note: 1,6

Erstellt von:

Viktoria Schmidt

Inhaltsverzeichnis

## 1.	Zentrale Annahmen des HAPA-Modells

Das HAPA-Modell (Health Action Process Approach) bzw. das sozial-kognitive Prozessmodell gesundheitlichen Handelns ist zur Zeit das bedeutendste theoretische Modell in der Gesundheitsforschung im deutschen Sprachraum (vgl. Hoffmann, Schwarz, 2013, S. 48ff.). Die zentralen Annahmen dabei sind:

1) Das Modell setzt auf einanderfolgende Stufen und
2) Berücksichtigt den Grad der Selbstwirksamkeitserwartung, die eine Person befähigt den nächsten Schritt zu gehen.

Somit vereint das HAPA-Modell in sich Elemente aus Stadienmodellen und motivationalen Modellen. Zu den Stadienmodellen zählen das transtheoretische Modell (dabei ändern gefährdete Personen ihre Einstellung zu bestimmten Verhaltensweisen im Rahmen einer therapeutisch motivierenden Gesprächsführung, die die jeweiligen Stufen des Behandelten berücksichtigen), das Modell präventiven Handelns (setzt auf vorbeugende Maßnahmen, die ebenfalls in Stufen eingeteilt sind) und das HAPA-Modell. Bei den motivationalen Modellen handelt es sich um Health Belief Modell (Mensch handelt präventiv, weil Risiken wahrgenommen werden), Schutzmotivationstheorie (Mensch wird durch Furchtappelle zum gesundheitsfördernden Handeln animiert), Theorie des geplanten Verhaltens (setzt auf positive Einstellung gegenüber der Verhaltensweise), Sozial-kognitive Theorie (geht davon aus, dass Menschen einander imitieren).

Das HAPA-Modell unternimmt als erstes Modell den Versuch erklären zu wollen, warum Menschen sehr oft die Absicht haben, sich gesund zu verhalten, es im Endeffekt aber nicht tun. Um dieser Frage nachzugehen, wird das Modell in zwei Phasen unterteilt: in eine Absichtsphase und in eine Handlungsphase. In der Absichtsphase wird die Person eines Risikos bewusst, zum Beispiel starke Rückenschmerzen durch eine sitzende Tätigkeit. Daraufhin denkt die Person darüber nach, dass sie noch zwanzig Jahre im Büro arbeiten muss und die Rückenschmerzen nicht von selbst aufhören werden (Risikowahrnehmung). Das Verhalten birgt Konsequenzen mit sich, wenn die Person in der Lage ist durch eigenes Handeln etwas an den Rückenschmerzen zu tun (Erwartung an das Handlungserwartung) und auch daran glaubt, dass diese Handlung für die eigene Gesundheit erfolgversprechend ist (Handlungsbezogene Selbstwirksamkeitserwartung) steigen die Chancen, dass aus Verhaltensabsicht eine tatsächliche Handlung resultiert.

Die Aktionsphase wird in drei Stufen unterteilt. In der voraktionalen Stufe bereitet sich die Person auf die Verhaltensänderung vor. Sie plant welche sportlichen Tätigkeiten ihr Vergnügen bereiten und wie sie zum einen diese Tätigkeiten am besten in ihren Alltag integrieren und zum anderen potentielle Hindernisse bewältigen kann.

In der aktionalen Stufe wird die geplante sportliche Tätigkeit in Realität umgesetzt. In dieser und in der nachgelagerten nachaktionalen Stufe besteht die Gefahr in alte Verhaltensmuster zurückzufallen, weil Misserfolge nicht bewältigt werden können. Unsere Frau Beispiel nimmt sich vor, jeden zweiten Tag vor der Arbeit mit dem Hund einen längeren Spaziergang zu unternehmen. Ihr Ehemann hat sie schon öfters darum gebeten, aber sie hatte dafür nie die Zeit. Sie weiß, dass Spazierengehen ihre Rückenschmerzen mildern, der Hund sich freut und der Ehemann sowieso. Dafür muss sie früher aufstehen und abends weniger Fernschauen. Sie ist bereit diese Einschnitte in Kauf zu nehmen, um die eigene Gesundheit zu fördern. Somit bewältigt sie zumindest eine Zeit lang situative, soziale und personale Barrieren. An ihrer Selbstwirksamkeitserwartung, also Glauben an das eigene Können, wird sie immer wieder arbeiten müssen, um die gesundheitsfördernde Maßnahme zu erhalten bzw. auszubauen.

Das HAPA-Modell stellt die Selbstwirksamkeitserwartung als den entscheidenden Faktor bei Problembewältigung dar. Dies haben weder das transtheoretische noch das PAPM-Modell in ihren Ausführungen berücksichtigt. Trotz der Tatsache, dass das HAPA-Modell eine relativ junge Theorie ist und es bis jetzt nicht viele Analysen dazu existieren, findet das Modell ihre Anwendung auf gesundheitsbezogene Verhaltensweisen wie zum Beispiel Bewegung, Ernährung, Rauchen usw. statt. Die bisherigen Untersuchungen weisen daraufhin, dass die Interventionsmaßnahmen auf die jeweilige Stufe zugeschnitten werden müssen, um am erfolgsversprechenden zu sein, so wie die anderen Stadionmodelle dies bereits impliziert haben.

Bei der Konzeption einer Intervention plant das HAPA-Modell mit ein, dass Menschen in unterschiedlichen Lebensphasen sich befinden und nicht alle über die gleichen Informationsstand verfügen. Somit wird eine Gruppe in Non-Intenders, Intenders und Actors unterteilt. Die jeweilige Untergruppe wird anhand ihres Wissenstandes mit weiterführenden Informationen versorgt, um somit die Erfolgschancen der jeweiligen Gruppe zu maximieren. Es wird kritisiert, dass konkrete Strategien zur Handlungskontrolle und frühere Erfahrungen der Personen nicht berücksichtigt werden, somit ist das HAPA-Modell ebenfalls nicht einwandfrei und erfordert weitere Erforschung.

2. Analyse der Ausgangssituation

Um die Aufgabe beantworten zu können, halten wir erst ein mal fest, dass Menschen, die in der Verlagsbranche arbeiten, eine sitzende Tätigkeit ausüben, gut ausgebildet sind und die Vertriebs-Mitarbeiter oft an Auswärtsterminen außerhalb der Bürozeiten teilnehmen (vgl. Bundesagentur für Arbeit, 2015). Da es sich um ein großes Verlagshaus handelt, können wir davon ausgehen, dass es sich um ca. 250 Mitarbeitern handelt.

Des weiteren bedienen wir uns dem IGA-Report 2013 (vgl. Hessemöller et al, 2013, S. 23ff.) und zwar der Sparte „Büroberufe". Informationen aus dem IGA-Report geben uns Hinweise darauf, wie die generelle Unternehmenssituation im Bezug auf die betriebliche Gesundheitsförderung aussieht und wie die Mitarbeiter auf bestimmte Aussagen reagieren. Die Aussage „Mein Unternehmen kümmert sich um meine Gesundheit" empfanden über 60-Jährigen mit 20,5 Prozent als voll zutreffend, bei den 30- bis 39-jährigen stimmen nur 9,8 Prozent voll und ganz zu. Die Zustimmung in Großunternehmen lag bei 58,7 Prozent. Die Befragten mit Abitur bzw. Fachabitur gaben an 45,4 Prozent bzw. 51,1 Prozent, dass ihr Unternehmen sich um ihre Gesundheit kümmert. 19 Prozent der Männer, die einen Büroberuf ausüben waren mit der Gesundheitsleistung ihres Unternehmens vollsten zufrieden, dabei waren 21 Prozent überhaupt nicht zufrieden. Bei den Frauen im gleichen Segment sind 14 Prozent voll zufrieden und 23 Prozent überhaupt nicht zufrieden.

Darüber hinaus untersucht der IGA-Report inwieweit Mitarbeiter an gesundheitsfördernden Maßnahmen im weitesten Sinne bereits teilgenommen haben vgl. Hessemöller et al, 2013) und summieren aus den Befragungen, dass ein Drittel der Befragten an Maßnahmen zur „Verbesserung des eigenen Arbeitsplatzes" teilgenommen haben. Jeder Fünfte besuchte die „Sprechstunde beim Hausarzt", ebenfalls jeder Fünfte nutzte die Schulungsangebote zum Thema „Stress, Ernährung, Bewegung". Und lediglich jeder Zehnte nahm an „Betriebssport" teil (11,9 Prozent) bzw. an „Gesundheitszirkeln" (11,4 Prozent). 8,1 Prozent gaben an Maßnahmen der betrieblichen Gesundheitsförderung im Bereich der Arbeitssicherheit, Rückenschulen, Raucherentwöhnung und Umgang mit Gefahrenstoffen teilgenommen zu haben.

Bei der Inanspruchnahmen von Maßnahmen nach Altersgruppen gibt es deutliche Unterschiede: 15,8 Prozent der jungen Mitarbeitern und 7,2 Prozent der über 60-jährigen nehmen am Betriebssport teil. Des Weiteren bewerteten die Hälfte der Befragten 20- bis 29-Jährigen und 50- bis 59-Jährigen die bestehenden Maßnahmen zur Gesundheitsförderung als „zu wenig", dagegen bewerteten die über 60-Jährigen dies nur mit 43,9 Prozent. Auf die Frage „Welche Voraussetzungen müssten erfüllt sein, damit Sie sich vorstellen könnten, bis zum 65. bzw. 67 Lebensjahr Ihre derzeitige Arbeit auszuüben?" gaben ein Drittel der Befragten an, dass die körperliche und geistige Fitness die wichtigste Voraussetzung dafür ist. Weitere wichtige Vorraussetzungen sind mehr Lohn, weniger Stress, ein besseres Arbeitsklima und bessere Arbeitszeiten.

Wir halten fest, dass körperliche und geistige Fitness für alle Mitarbeiter der Hauptfaktor ist, um ihrer Arbeit nachgehen zu können. In Büroberufen sind somit in erster Linie eine Verbesserung des Arbeitsplatzes eine wichtige betriebliche Gesundheitsmaßnahme. Dazu zählen flexible Arbeitszeiten, ein gutes Arbeitsklima und der Einsatz praktischer Arbeitshilfsmittel. Die niedrige Teilnehmerzahl an „Betriebssport" deutet darauf hin, dass das Sportangebot nicht die Bedürfnisse der Mitarbeiter trifft und vor allem nicht die über 60-Jährigen. Widerstände und Befindlichkeiten hinsichtlich der Teilnahmebereitschaft an gesundheitlicher Förderungsmaßnahmen sind also möglicherweise nicht der fehlende Wille seitens der Mitarbeiter sondern schlichtweg nicht die richtigen Angebote, gepaart mit dem „halbherzigen" Engagement aus der Chefetage.

Zahlreiche Unternehmen führen seit Jahren deutschlandweit erfolgreich betriebliches Gesundheitsmanagement durch (vgl. Bundesministerium für Gesundheit, Best Practice Beispiele, 2015) und beweisen, dass der dauerhafte Einsatz in die Gesundheit ihres Personals sich zwar teilweise schwer betriebswirtschaftlich zu beziffern ist, allerdings wird anhand des gesunkenen Krankheitsstandes, des besseren Arbeitsklimas, der gestiegenen Unternehmensidentifikation, der erhöhten Zufriedenheit der Mitarbeiter, die mehr Spaß an ihrer Arbeit haben, festgestellt, dass betriebliche Gesundheitsmaßnahmen sich insgesamt positiv auf die Unternehmensstruktur auswirken und als eine nachhaltige Investition in die Zukunft zu begreifen sind. Diese Unternehmen haben jahrelang wertvolle Erfahrungen gesammelt und folgende Vorschläge und Empfehlungen als Erfolgsfaktoren für das betriebliche Gesundheitsmanagement ausgesprochen:

- Nutzung engagierter Führungskräfte als Vorbilder
- Einbeziehung des Betriebsrates
- Beteiligung der Mitarbeiter
- Bedarfsanalyse und regelmäßige Befragungen
- fachliche Betreuung mit Unterstützung der zuständigen Krankenkasse
- Zielgruppenspezifische Angebote
- volle Unterstützung der Geschäftsführung
- Zeit und Raum für Veränderung geben

Das wichtigste Instrument der gesundheitlichen Betriebspraxis ist die offene und regelmäßige Kommunikation zwischen der Personalabteilung, dem Management und der Mitarbeiter (vgl. Bundesministerium für Gesundheit, Best Practice Beispiele, 2015). Nur durch offenen Informationsaustausch, Geduld und uneingeschränkte Kreativität können Widerstände überbrückt und die Gesundheit und das Wohlbefinden der Mitarbeiter ungeachtet ihres Alters und ihrer Unternehmensfunktion gesteigert werden.

3. Strategische Planung: Ziele und Zielgruppe

Die strategische Planung beinhaltet als erstes die Bedarfsanalyse. Folgende Daten müssen schriftlich erfasst werden: Unternehmensstruktur, Mitarbeiteranzahl, Abteilungen, Mitarbeiteranzahl in der jeweiligen Abteilungen und ihre Funktion, Arbeitszeiten der Mitarbeiter, der Führungskräfte, der Teilzeitkräfte und Auszubildenden. Darüber hinaus sind Informationen über das Arbeitsmobiliar, also Tische, Stühle und technische Ausrüstung beschafft werden. In welchem Zustand sind die Sanitäranlagen und die Küchen? Sind Schalwände und Kopfhörer vorhanden? Darüber hinaus werden uns Auskünfte aus Personalstatistiken weitere Informationen zu Betriebszugehörigkeit, Krankheitstand und Fluktuation der Mitarbeiter geben.

Diese Daten bilden den Grundstein unserer Bedarfsanalyse und können mithilfe der Personalabteilung beschaffen werden. Als zweiten Schritt werden die Abteilungsleiter und der Betriebsrat hinzu gezogen. In einer Besprechung werden die gesammelten Informationen über den Gesundheits-Ist-Zustand im Verlag und die Vorteile bzw. die Notwendigkeit der betrieblichen Gesundheitsförderung den Abteilungsleitern und dem Betriebsrat mithilfe einer Präsentation vorgestellt und erörtert. Alle Ideen, Vorschläge und Empfehlungen seitens der Abteilungen und des Betriebsrates werden aufgeschrieben, aufbereitet und der Geschäftsführung in einer separaten Sitzung vorgelegt.

Mit dem Feedback und hoffentlich einer umfassenden Unterstützung seitens der Geschäftsführung wird ein Fragebogen zu weiteren Bedarfsanalyse erstellt und vom Projektleiter persönlich in der jeweiligen Abteilung an die Mitarbeiter verteilt. Der Fragebogen soll eine DIN-A4 Seite umfassen und die Mitarbeiter über die Zufriedenheit bezüglich ihres Arbeitsplatzes, der Arbeitszeiten, des Arbeitsklimas und ihr Feedback bezüglich der Laufgruppe geben. Falls sie an der Laufgruppe nicht teilnehmen wollen, sollen die Mitarbeiter angeben welche Sportart für sie von Interesse wäre und ob Gesundheitsworkshops zu Ernährung, Bewegung, Entspannung sie ansprechen würden und/oder würden Sie einen jährlichen präventiven ärztlichen Check-up in Anspruch nehmen? Die persönliche Übergabe der Fragebögen wird für kurze Gespräche genützt, um die Stimmung im Verlag zu erfassen und die Mitarbeiterideen aufzuschreiben. Die Mitarbeiter bekommen eine Woche Zeit, um die Bögen auszufüllen und bei ihrem Abteilungsleiter abzugeben.

3.1 Strategische Ziele der betrieblichen Gesundheitsförderung

Bei Erreichung unserer Ziele spielen Geschäftsführung, Abteilungsleiter und der Betriebsrat eine wichtige Rolle. Aus diesem Grund ist es unser oberstes Ziel die umfassende Unterstützung der Geschäftsführung und des Betriebsrates zu erhalten und die Gewinnung der Abteilungsleiter als engagierte Vorbilder. Mitglieder der Geschäftsführung, Mitglieder des Betriebsrates und die Abteilungsleiter sollen mindestens ein Mal im Monat an der Laufgruppe teilnehmen, um mit ihrer Anwesenheit die Mitarbeiter zu motivieren. Unser weiteres Ziel ist es eine Entscheidung zu treffen, mit welcher Krankenkasse wir am besten kooperieren können, um eine fachliche Betreuung zu sichern und auf ihre Erfahrungswerte zurück zugreifen. Nach Evaluation der Fragebögen und mithilfe der Krankenkasse können weitere Schritte im Bereich der gesundheitlichen Gestaltung der Büroräume und (abhängig vom Wissenstand und Wünsche der Mitarbeiter) eventuellen Organisation von Workshops im Bezug auf Ernährung, Bewegung, Erholung und Erhaltung der schöpferischen Kreativität unternehmen. Zusammen gefasst legen wir folgende Ziele fest, die wir zum Ende des Projektjahres erreichen wollen:

- feste Vereinbarung mit der Geschäftsführung, dem Betriebsrat und der Abteilungsleiter, dass die jeweiligen Mitglieder mindestens ein Mal im Monat an der Laufgruppe teilnehmen,
- Kooperation mit der zuständigen Krankenkasse,
- gesundheitsgerechte Ausstattung der Büroräume mit Arbeitshilfsmittel, die wir aus Fragebögen bzw. aus Gesprächen mit Mitarbeitern in Erfahrung bringen (z.B. neue Stühle, Wasserspender),
- Überprüfung von Möglichkeiten für flexible Arbeitszeiten oder e-Work, falls diese noch nicht vorhanden sind,
- Organisation von mindestens zwei Workshops zum Thema Gesundheit, Ernährung, Bewegung und kreative Entspannung mithilfe der Krankenasse,
- regelmäßige Mitarbeiter-Teilnahme an der Laufgruppe von mindestens 20 Prozent (oder eventuell einer alternativen Sportart z.B. eventuelle Aushandlung von günstigen Verträgen mit nahegelegenen Sportvereinen bzw. Fitnessstudios),
- Rückgang von Krankheitstagen um 50 Prozent,
- Rückgang von Fluktuation um 50 Prozent,
- Wiederholte Umfrage im 11. Monat, um eine Resonanz bilden zu können.

Grundsätzlich soll die betriebliche Gesundheitsförderung als fester Bestandteil des Managements implementiert werden, die Führungsetage muss innerhalb dieses Jahres begreifen, dass die Gesundheitsförderung der Mitarbeiter nicht nach einem Jahr abgeschlossen ist. Es ist ein fortlaufender Prozess, der immer wieder neu reflektiert und verbessert werden muss.

3.2 Strategische Zielgruppen

Anhand der ausgefüllten Fragebögen haben wir die optimale Möglichkeit strategische Zielgruppen zu bilden. Die Gruppen werden den Interessen und Wünschen nach gebildet. Kollegen aus verschiedenen Abteilungen, unterschiedlichen Alters und Funktion mit gleichen Interessen können zur besseren Kommunikation im Verlagshaus beitragen und bekommen die Möglichkeit sich (näher) kennen zu lernen. Wir segmentieren die Zielgruppen wie folgt:

(1) Aktive Personen, die definitiv an der Laufgruppe teilnehmen werden, dabei handelt sich um Mitarbeiter, die über eine gute körperlich wie geistige Verfassung verfügen: Personen unterschiedlichen Alters und Verlagsfunktion; Einige von ihnen treiben regelmäßig Sport, andere wollen (wieder) sportlich aktiv sein;

(2) Aktive Personen mit Kampfgeist, die sportliche Herausforderungen mögen und der Laufgruppe Fußball oder Basketball vorziehen. Es sind junge, aktive, leistungsfähige Personen zwischen ca. 20 bis ca. 40 Jahren: Auszubildende, Angestellte und Führungskräfte;

(3) Relativ aktive Personen, die beruflich wie privat angespannt sind und muskelstärkende wie ausgleichende Aktivitäten wie Yoga, Pilates, Rückentraining bevorzugen. Dabei handelt es sich Personen, die ihre Muskulatur stärken und Kraft für den Alltag tanken wollen;

(4) Personen, die keine Lust haben an Betriebssport teilzunehmen, aber Interesse an Gesundheitsworkshops hätten, wenn dieser während der Arbeitszeit stattfinden würde. Es sind Personen mit wenig ausgeprägter Selbstwirksamkeitserwartung. Es sollte ebenfalls in Erwägung gezogen werden, dass Personen, die vorgeben keine Lust zu haben, eventuell gesundheitliche Probleme haben, die sie mit Kollegen nicht teilen möchten (z.B. Harninkontinenz, Gelenkschmerzen);

(5) Personen, die weder an Betriebssport noch an Workshops teilnehmen wollen. Diese Gruppe erfordert eine weitere Segmentierung in Untergruppen wie folgt:

- Mitarbeiter, die sich mit dem Verlag aufgrund früherer Enttäuschungen nicht identifizieren oder weil sie bereits eine neue Arbeitsstelle in Aussicht haben;
- Vollzeit- oder Teilzeitkräfte, deren Alltag aufgrund von familiären und/oder beruflichen Verpflichtungen hochgradig verplant ist und sie einfach keine Zeit haben;
- Mitarbeiter mit körperlichen Gebrechen und wenig ausgeprägter Selbstwirksamkeitserwartung.

Nun besteht unsere Aufgabe darin, mit dem Management zu besprechen, was wir für die Mitarbeiter tun können, die zwar Sport treiben wollen, aber kein Interesse an der Laufgruppe haben (Gruppe 2 und 3). Die Gruppen 4 und 5 sollten wir mit der Krankenkasse besprechen und die Fragebögen noch ein Mal durchschauen, um zu analysieren mit welchen Maßnahmen bzw. Workshops wir sie am besten erreichen können.

3.3. Steuerung von Kognitionen im Rahmen des Programms

Die Unterstützung der Zielplanung und die Organisation der Laufgruppe für die interessierten Mitarbeiter scheint der erste logische Schritt zu sein, damit beginnen wir die Initiierung unseres Gesundheitsprogramms. Auch die Verhandlung über günstige Vertragskonditionen mit nahegelegten Sportvereinen und Fitnessstudios für Gruppen 2 und 3 werden wir, nach Rücksprache mit der Geschäftsführung, als weiteren Schritt unternehmen. Somit unterstützen wir Kognitionen von Personen, die sowieso von ausgeprägter Selbstwirksamkeit geprägt sind.

Bei den Personen aus Gruppe 4 und 5 handelt es sich Personen, deren Selbstwirksamkeitserwartungen eher weniger ausgeprägt ist. Die Betreuung dieser Zielgruppe erfordert Taktgefühl und muss geschickt gemeinsam mit der Krankenkasse initiiert werden, um ihre Interessen und Wünsche genau zu treffen. Genau zugeschnittene Workshops zu Themen Bewegung, Ernährung, Entspannung können ihnen helfen, die Gesundheitsrisiken besser einzuschätzen und eine Verhaltensabsicht zu entwickeln. Ein präventiver ärztlicher Check-up könnte die Mitarbeiter motivieren risikobewusst mit ihrer Gesundheit umzugehen. Darüber hinaus können die Kollegen und Vorgesetzten mit einem guten Beispiel vorangehend vor ihren Erfahrungen aus der Laufgruppe berichten und auf die positiven gesundheitlichen Effekte aufmerksam machen.

Den maßgeblichen Unterschied und den Beginn einer ernst zu nehmenden betrieblichen Gesundheitsinitiative, die den positiven Anstoß geben wird, kann nur vom Erfolg gekennzeichnet sein, wenn die Belange der Mitarbeiter gehört und umgesetzt werden. Aus diesem Grund ist die Analyse der Fragebögen und persönliche Gespräche sehr wichtig, um in erster Linie die Arbeitsbedingungen im Sinne der Gesundheitsförderung in den einzelnen Büros und in den Abteilungen so zu gestalten, wie die Mehrheit der Mitarbeiter es sich wünscht (z.B. bequeme Stühle, flexible Arbeitszeiten). Erst wenn sie sich in den Entscheidungsprozess eingebunden fühlen und ein Mitspracherecht besitzen, können erste Erfolge auch im Sinne der Selbstwirksamkeitserwartung gestärkt und positive Kognitionen im Zusammenhang mit ihrem Arbeitgeber und den neuen Veränderungen im Unternehmen hervorgerufen werden. Die uneingeschränkte Unterstützung und die Vorbildrolle der Geschäftsführung, des Betriebsrates und der Führungskräfte sind wichtige Bausteine in dem neuen Gesundheitskonstrukt. Erst wenn diese Personengruppe von den Maßnahmen überzeugt ist und positiv auf Veränderungen eingestellt sind, werden es ihre Mitarbeiter auch sein.

4. Entwicklung eines Maßnahmenplans

Der operative Maßnahmenplan wird auf theoretischen Annahmen und empirischen Befunden des HAPA-Modells entwickelt. In unserer Planung unterscheiden wir die Zielgruppen in „Non-Intenders", „Intenders" und „Actors" (vgl. Hoffmann, Schwarz, 2013, S. 51f.). Die Non-Intenders haben im Sinne des HAPA-Modells noch keine Ziele formuliert und keine Handlungsabsicht entwickelt. Diese Zielgruppe (Gruppen 4 und 5) soll zunächst über die Risiken einer gesundheitsschädigenden Verhaltensweise aufgeklärt werden. Empfehlungen, wie Menschen aus eigener Kraft ihr Verhalten ändern können sind maßgeblich (Selbstwirksamkeit). Instrumente um die Non-Intenders zu erreichen, sind Vermittlung von Informationen, Stärkung der Selbstwirksamkeit, z. B. im Rahmen eines Workshops. Stärkung von positiven Emotionen im Bezug auf den Arbeitgeber kann durch gesundheitsfördernde Gestaltung des Arbeitsplatzes erreicht werden (z.b. Einführung von flexiblen Arbeitszeiten).

Die Intenders haben eine Verhaltensabsicht initiiert und sind motiviert an der Laufgruppe teilzunehmen (Gruppe 1). Diese Gruppe können wir in zwei Untergruppen aufteilen: bei der ersten Untergruppe handelt es sich um Personen, die jeden Tag im Büro anwesend sind, mit diesen Mitarbeitern müssen wir uns auf einen (oder eventuell zwei) wöchentliche(n) Termin(e) einigen, damit so viele wie möglich Interessenten teilnehmen können. Bei der zweiten Gruppen handelt es sich um vielbeschäftigte Vertriebsmitarbeiter, Abteilungsleiter, Mitglieder der Geschäftsleitung, des Betriebsrates, sie erfüllen die Funktion des „motivationalen Vorläufers". Da sie allerdings häufig nicht im Verlag anwesend sind, muss ein Terminsystem mit einem Kontrollmechanismus separat entwickelt werden, so dass immer jemand aus der Chefetage an der Laufgruppe teilnimmt. Die Actors befinden sich bereits in der aktionalen oder der nachaktionalen Phase (vgl. Hoffmann, Schwarz, 2013, S. 53). Dabei handelt es sich um Personen aus unseren Gruppen 1, 2 und 3. Die Aufgabe des Actors ist ihren gesunden Lebensstil weiterhin aufrecht zu erhalten und äußere wie innere Ressourcen zu stärken, um Rückfälle zu vermeiden. Gerade für sportlichen Mitarbeiter aus Gruppen 2 und 3 sollen attraktive Sportangebote initiiert werden, damit sie weiterhin ihren gesundheitsförderlichen Lebensstil fortführen können und damit positive Kognitionen mit dem Arbeitgeber verbinden.

Der nachfolgende Maßnahmen- und Kommunikationsplan schafft eine Übersicht über unsere Vorhaben und die Mittel, wie diese Vorhaben an die Mitarbeiter vermittelt werden. Die Grundlage für den Plan bilden die Auswertungen der ausgefüllten Fragebögen, persönliche Gespräche mit Mitarbeitern und Vorgesetzten und fachliche Betreuung der zuständigen Krankenkasse. Die detaillierten Ausführungen zum Maßnahmenplan sind in der folgenden Abbildung dargestellt.

Abb.   1:   Maßnahmen- und Kommunikationsplan zur betrieblichen Gesundheitsförderung: Version I, 7. Sep. 2015.

Zielgruppe	Gesundheitsmaßnahmen	Kommunikationsmittel
Alle Mitarbeiter	gesundheitsfördernde Arbeitsplatzgestaltung	White Board für kreative Gesundheitsideen im Flur, Einsatz von ergonomischen Stühlen, flexible Arbeitszeiten (wenn es das es, was die Mitarbeiter wünschen).
Alle Mitarbeiter	gesundheitsgerechte Mitarbeiterführung	Vorgesetzte übernehmen die Rolle der Vorbilder (diese kann mithilfe von Weiterbildung erlernt werden, falls notwendig).
Non-Intenders (Gruppen 4, 5)	Workshops zu Themen Gesundheit, Ernährung, Bewegung, Entspannung	Auf Wünsche und Bedürfnisse zugeschnittene Informationsvermittlung unter fachlicher Beratung der Krankenkasse.
Non-Intenders (Gruppen 4, 5)	Präventives Gesundheitscheck-Up	Jährliches präventives ärztliches Check-Up. Informationsvermittlung: Email an alle Mitarbeiter, Aushang im Flur.
Intenders (Gruppe 1)	Organisation der Laufgruppe	a) Terminabsprache persönlich und per Email mit den Mitarbeitern b) Terminabsprache persönlich und per Email mit Vorgesetzten, Voraussetzung der Teilnahme mind. ein Mal im Monat
Actors (Gruppe 2 und 3)	Sportangebote, wie z.B. Fußball oder Yoga	Verhandlung von günstigen Verträgen mit nahegelegenen Fitnessstudios und Sportvereinen. Information an Mitarbeiter per Email und Aushang am White Board, sichtbar für alle Mitarbeiter.
Actors (Gruppe 1, 2 und 3)	Workshop zu Themen Stressbewältigung, Work-Life-Balance.	Auf Wünsche und Bedürfnisse zugeschnittene Informationsvermittlung unter fachlicher Beratung der Krankenkasse. Info per Email. White Board.

Wir sind optimistisch, aber auch realistisch und falls wir zur Halbzeit einige Erfolge zu
verzeichnen haben, kann zum Ende des Jahres ein Sport-Event für das gesamte Verlagshaus organisiert werden, zu dem auch wichtige Verlagspartner eingeladen werden
können. Zukünftig können mit unseren Partnern gemeinsame Laufgruppen, Fußball-
spiele oder kreative Workshops inklusive leichtem Sportprogramm organisiert werden.
Bei 250 Mitarbeitern können mindestens 250 kreative Ideen erwartet werden, so lange
die Geschäftsführung das Gesundheitsverständnis mit dem Projektleiter teilt und be-
greift, dass diese Maßnahmen keine Luxusgedanken, sondern eine zeitgemäße
Notwendigkeit sind. Die uneingeschränkte Unterstützung der Geschäftsführung ist die
allerwichtigste Voraussetzung für den Erfolg der betrieblichen Gesundheitsmaßnahmen
und einer gut gelaunten, kreativen und leistungsstarken Belegschaft. Vielen Dank.

Viktoria Schmidt

Literaturverzeichnis

Bundesagentur für Arbeit (2015). Jobbörse. Stellen für Fachkräfte. https://jobboerse.arbeitsagentur.de/vamJB/stellenangeboteFinden.html? execution=e1s1&d_6827794_p=1. (01.09.2015).

Bundesministerium für Gesundheit (2015). Betriebliche Gesundheitsförderung: Umsetzung. http://www.bmg.bund.de/themen/praevention/betriebliche-gesundheitsfoerderung/umsetzung.html. (31.08.2015).

Bundesministerium für Gesundheit (2015). Betriebliche Gesundheitsförderung im Bereich Bewegung. http://www.bmg.bund.de/themen/praevention/betriebliche-gesundheitsfoerderung/best-practice-beispiele-im-ueberblick/betriebliche-gesundheitsfoerderung-im-bereich-bewegung.html. (01.09.2015).

Deutsches Netzwerk für betriebliche Gesundheitsförderung. http://www.dnbgf.de/betriebliche-gesundheitsfoerderung/wandel-arbeitswelt/. (01.09.2015).

Hessenmöller, A.-M., Pangert, B., Pieper, C., Schiml, N., Schröer, S., Schüpbach, H. (2013). iga.Report 27. iga.Barometer 4. Welle 2013: Die Arbeitssituation in Unternehmen. Eine repräsentative Befragung der Erwerbsbevölkerung in Deutschland. http://www.dnbgf.de/fileadmin/downloads/materialien/dateien/iga-Report_27_Barometer_Flexibilitaetsanforderungen_Erwerbslosigkeitserfahrungen.pdf. (28.08.2015).

Quellen der studieninternen Arbeitshefte habe ich entfernt.

Diese Arbeit dient der Inspiration für Studenten und Interessierte!

Abbildungsverzeichnis

BEI GRIN MACHT SICH IHR WISSEN BEZAHLT

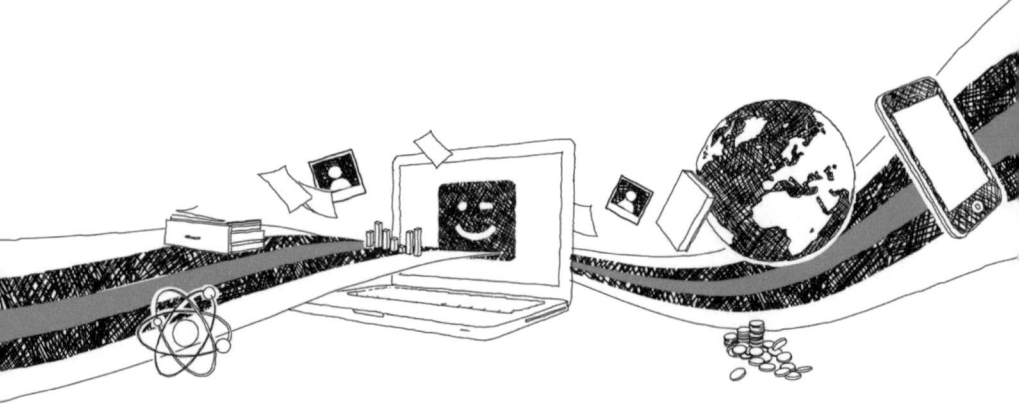

- Wir veröffentlichen Ihre Hausarbeit,
  Bachelor- und Masterarbeit

- Ihr eigenes eBook und Buch -
  weltweit in allen wichtigen Shops

- Verdienen Sie an jedem Verkauf

Jetzt bei www.GRIN.com hochladen und kostenlos publizieren

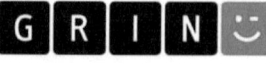